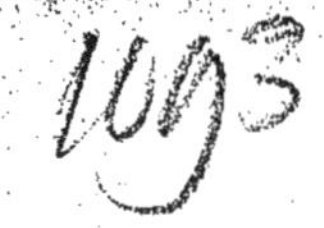

ÉTUDE

SUR LE

PHLEGMON DIFFUS

DU CUIR CHEVELU

PAR

Le Dr Ch. GUIHAL

INTERNE EN MÉDECINE ET EN CHIRURGIE DES HÔPITAUX DE PARIS,
MÉDAILLE DE BRONZE DE L'ASSISTANCE PULLIQUE,
ANCIEN INTERNE DES HÔPITAUX DE NANTES,
LAURÉAT DE L'ÉCOLE DE MÉDECINE DE LA MÊME VILLE (1861 ET 1865).

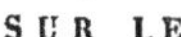

PARIS
A LA LIBRAIRIE SCIENTIFIQUE DE M. MARQUIS
14, RUE MONSIEUR-LE-PRINCE, 14

1869

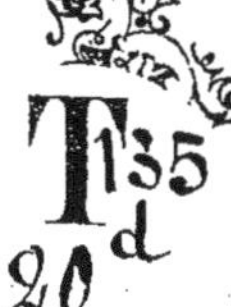

ETUDE

SUR LE

PHLEGMON DIFFUS DU CUIR CHEVELU

Paris. A. Parent, imprimeur de la Faculté de Médecine, rue M^r-le-Prince, 31.

ÉTUDE

SUR LE

PHLEGMON DIFFUS

DU CUIR CHEVELU

PAR

LE Dr CH. GUIHAL

INTERNE EN MÉDECINE ET EN CHIRURGIE DES HÔPITAUX DE PARIS,
MÉDAILLE DE BRONZE DE L'ASSISTANCE PULLIQUE,
ANCIEN INTERNE DES HÔPITAUX DE NANTES,
LAURÉAT DE L'ÉCOLE DE MÉDECINE DE LA MÊME VILLE (1861 ET 1865).

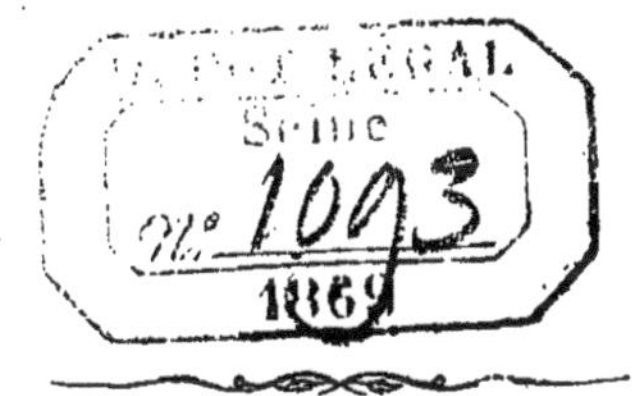

PARIS

A LA LIBRAIRIE SCIENTIFIQUE DE M. MARQUIS

14, RUE MONSIEUR-LE-PRINCE, 14

1869

ÉTUDE

SUR LE

PHLEGMON DIFFUS

DU CUIR CHEVELU

INTRODUCTION ET DÉFINITION.

En prenant pour sujet de notre thèse le phlegmon diffus du cuir chevelu, nous avons eu pour but d'appeler l'attention sur un sujet peu étudié depuis Dupuytren qui, le premier, en a donné une description complète dans une de ses leçons cliniques.

C'est à peine, en effet, si l'on trouve cette affection mentionnée par les divers auteurs, qui, pour la plupart, admettent la synonymie des termes phlegmon diffus et érysipèle phlegmoneux. Nous ne partageons pas cette opinion. Ce n'est pas, à notre avis, par suite de la marche naturelle de l'érysipèle que la suppuration se montre dans le tissu cellulaire sous-aponévrotique. Nous croyons que, dans les cas désignés par les auteurs sous le nom d'érysipèle phlegmoneux, on a affaire à deux affections bien distinctes par leur siége anatomique, par leurs symptômes et leurs terminaisons. L'une affecte les parties superficielles, l'autre les parties profondes; mais le phlegmon diffus peut faire suite à l'érysipèle, l'inflammation de la peau se propageant par voisinage au tissu cellulaire sous-aponévrotique.

Ce n'est point la forme phlegmoneuse diffuse que prennent les suppurations qui viennent, sinon fréquemment, du moins dans un certain nombre de cas, terminer l'érysipèle. Quand ce mode de terminaison se produit, on observe de petites collections purulentes bien circonscrites, sous-cutanées, n'ayant point de tendance, comme le phlegmon diffus, à s'étendre au loin en décollant et mortifiant les tissus. Tels sont les petits abcès des paupières et du lobule de l'oreille que l'on voit survenir assez fréquemment à la fin d'un érysipèle de la face.

Cette terminaison par de petits abcès est rare, croyons-nous, pour l'érysipèle du cuir chevelu, qui se termine plutôt, soit par résolution, soit en donnant naissance à un phlegmon diffus, par suite de la propagation de l'inflammation aux parties profondes. L'érysipèle, en tant qu'érysipèle, ne dépasse point l'aponévrose; dès que l'inflammation atteint le tissu cellulaire sous-aponévrotique, il existe une grande tendance à la production d'un phlegmon diffus caractérisé par le sphacèle du tissu cellulaire.

Il résulte de ce qui précède que, pour nous, le mot érysipèle phlegmoneux n'a pas le sens qu'on lui attribue généralement. Il vaudrait mieux dire érysipèle accompagné ou compliqué de phlegmon diffus. Cette remarque, que nous faisons pour le cuir chevelu, pourrait également trouver son application quand l'affection siége aux membres. Là, en effet, la synonymie de phlegmon diffus et d'érysipèle phlegmoneux n'est guère basée que sur la rougeur inflammatoire de la peau, qui peut ne pas exister.

Le phlegmon diffus du cuir chevelu est constitué par l'inflammation diffuse, non circonscrite, du tissu cellulaire lâche, lamelleux, dépourvu de graisse, qui sépare la couche musculo-aponévrotique du péricrâne. Sa caractéristique est l'issue de lambeaux sphacélés de ce tissu cellulaire.

On peut sans doute nous objecter que le nom de phlegmon diffus du cuir chevelu est lui-même impropre, d'après les idées que nous venons d'émettre. Aussi nous devons dire que nous avons conservé ce mot pour ne pas changer le terme adopté par les auteurs ; mais la dénomination de *phlegmon diffus épicrânien*, par exemple, nous semblerait préférable. On pourrait même ajouter l'épithète *sous-aponévrotique*.

Nous allons entrer en matière par quelques considérations anatomiques sur le cuir chevelu et les parties sous-jacentes.

L'historique formera un second chapitre.

L'étude du siége, des lésions anatomiques et de l'étiologie, viendra en troisième lieu.

Les symptômes et la marche, avec observations à l'appui, viendront ensuite.

Dans un cinquième chapitre, nous traiterons des terminaisons et de la durée.

Nous essayerons de faire le diagnostic de la maladie, chose difficile dans tous les cas, avant que la suppuration se soit produite. Nous nous trouverons là en présence de signes communs identiques, sans pouvoir fournir d'une manière certaine un signe différentiel.

Le pronostic et le traitement seront l'objet des deux derniers chapitres.

Nous n'avons pu réunir, en consultant les divers auteurs, que fort peu de matériaux sur la question. C'est avec le petit nombre d'observations recueillies pendant notre externat chez M. le professeur Broca que nous avons entrepris ce travail, bien incomplet sans doute, pour lequel nous demandons l'indulgence de nos juges.

I. — Considérations anatomiques.

Il nous a paru utile, au début de notre travail, de jeter un rapide coup d'œil sur la région où siége la maladie que nous allons étudier.

La région épicrânienne présente en effet certaines particularités de structure qui font comprendre la fréquence des contusions, des plaies et de l'inflammation à la suite des divers traumatismes, et enfin les différences importantes que l'on observe entre le phlegmon diffus du cuir chevelu, et celui qui survient dans d'autres points du corps.

La présence des cheveux dans les trois quarts postérieurs de la région, fait que la rougeur y est plus difficilement appréciable que dans les parties dépourvues de poils. De plus, l'irritation qu'ils déterminent sur les bords de la plaie, alors qu'ils repoussent après avoir été coupés ou rasés comme il est indiqué de le faire dans les plaies de tête, cette irritation, dis-je, peut dans quelques cas suffire à amener des complications inflammatoires.

La peau du crâne offre, à notre point de vue, quelques particularités intéressantes. « Nulle autre portion de peau peut-être, dit Malgaigne (1), à part la pulpe des doigts, ne reçoit autant de vaisseaux et de nerfs que cette peau du crâne. » Elle est très-épaisse, très-dense et adhère fortement à la couche sous-cutanée, de façon qu'il n'y a pas de glissement entre ces deux couches qui n'en forment qu'une, pour ainsi dire. La peau est pourvue de follicules sébacés abondants qui prennent parfois un développement tel qu'on est obligé de les enlever. Elle est riche en lymphatiques, d'où la fréquence de l'érysipèle.

La couche sous-cutanée formée de tissu cellulaire dense et serré est intimement adhérente à la peau d'une part, et à la couche musculo-aponévrotique d'autre part, au moyen de filaments fibreux

(1) Anatomie chirurg., t. I, p. 577.

très-résistants; elle présente dans son épaisseur de petits pelotons graisseux jaunâtres plus abondants en arrière qu'en avant. C'est dans cette couche sous-cutanée, à son union avec le derme, que se rencontrent la plupart des nombreux rameaux artériels qui, fournis par les artères frontales, temporales et auriculaires, servent à alimenter les téguments. De cette disposition découlent la fréquence des hémorrhagies dans les plaies de la région, la facilité que trouve l'inflammation à se développer dans un tissu très-riche en vaisseaux, et aussi l'absence, dans le phlegmon diffus du cuir chevelu, de certains phénomènes graves que l'on observe dans les autres régions du corps frappées de la même maladie. Nous aurons du reste occasion de revenir sur ce fait signalé pour la première fois par Dupuytren, en traitant des symptômes et des terminaisons.

Vient ensuite la couche musculo-aponévrotique, constituée par les muscles occipital et frontal, et l'aponévrose qui leur est intermédiaire, et qui a été comparée par M. Cruveilhier au centre phrénique du diaphragme. Épaisse au sommet de la tête, elle devient lamelleuse sur les bords où elle donne attache aux muscles auriculaires, ce qui permet de la considérer, avec MM. Beaunis et Bouchard, comme le tendon d'un muscle quadrigastrique. Elle est très-résistante, et devient une cause puissante d'étranglement, d'où le conseil de Pott et de J.-L. Petit de débrider jusqu'aux os. C'est dans cette couche que se passent les mouvements si étendus que l'on remarque dans les parties molles du crâne. En vertu de l'adhérence intime qui unit les trois premières couches, on peut, avec M. Richet, les considérer comme n'en formant qu'une seule, se mouvant à la fois sur le crâne, couche qui, par suite de sa texture serrée, présente une grande résistance aux infiltrations sanguines ou aux décollements par du pus, et dans laquelle l'inflammation prend bien plus souvent la forme érysipélateuse que la forme phlegmoneuse, comme l'avait signalé Pott. C'est absolument le contraire pour la couche sous-jacente à l'aponévrose occipito-frontale.

Celle-ci est formée par un tissu cellulaire lâche, lamelleux, absolument dépourvu de graisse et facilitant le glissement des couches déjà étudiées sur le péricrâne et les os. Les insertions de l'aponévrose occipito-frontale aux arcades sourcilières en avant, aux apophyses zygomatiques sur les côtés, et en arrière à la ligne courbe occipitale supérieure forment à cette couche des limites que respectent, sinon toujours, au moins dans la plupart des cas, les suppurations diffuses qui s'en emparent.

Le péricrâne, que l'on rencontre ensuite, constitue le périoste des os du crâne. C'est une membrane peu épaisse, formée pour ainsi dire par la condensation de la couche précédente. Le péricrâne est beaucoup moins riche en vaisseaux que le périoste des autres os. Il est aussi beaucoup moins adhérent, excepté au niveau des sutures, où s'établissent des communications vasculaires entre le péricrâne et la dure-mère.

Le plan osseux, par sa forme, sa continuité et son épaisseur, constitue un puissant moyen de protection pour les organes essentiels renfermés dans la cavité crânienne. Mais aussi la forme même, et la situation de cette voûte osseuse au-dessous de parties molles, relativement peu épaisses, l'exposent à toutes les violences extérieures, aux contusions, aux épanchements sanguins, aux plaies à lambeaux et aux plaies contuses.

Le diploé, formé de tissu spongieux intermédiaire aux lames de tissu compacte qui constituent les tables externe et interne des os du crâne, renferme de nombreux vaisseaux destinés à la nutrition de ces os. Les veines surtout y dominent. Contenues dans des canaux osseux décrits pour la première fois par Dupuytren, dans sa thèse inaugurale, et désignés généralement sous le nom de *canaux veineux* de Breschet, ces veines, de même que les sinus de la dure-mère, ne sont pas semblables aux autres vaisseaux veineux du corps (Beaunis et Bouchard); « Ce sont des canaux creusés dans l'épaisseur des os du crâne et tapissés d'une couche épithéliale. En général il y a quatre troncs veineux principaux de chaque côté. Toutes ces veines diploïques sont remarquables par l'extrême intrication de leurs branches et de leurs rameaux. Elles forment des mailles irrégulières qui ne se prêtent à aucune description. Elles augmentent de volume avec l'âge et sont très-développées chez le vieillard » (1).

Cette sorte d'indépendance vasculaire des os du crâne, tapissés sur leurs deux faces par des membranes peu vasculaires elles-mêmes peut rendre compte de la rareté relative de leur nécrose après dénudation. Mais l'abondance et le volume des veines du diploé, explique la fréquence de la phlébite lorsque les os ont été dépouillés du péricrâne; cette phlébite est encore favorisée par la disposition même des parois veineuses qui adhèrent intimement aux trabécules osseuses et laissent ainsi toujours béante l'ouverture de ces vaisseaux; aussi verrons-nous plus loin que, dans dans ces cas, l'infection purulente vient trop fréquemment emporter les malades. Cette grave complication devra être surtout redoutée chez les vieillards, en raison du développement considérable que le système veineux acquiert à cette période de de la vie.

II. — Historique.

L'affection que nous étudions, nous l'avons déjà dit, a été dénommée pour la première fois par Dupuytren, qui, dans une de ses leçons cliniques, a donné une description complète du phlegmon diffus du cuir chevelu, qu'il distingua en partie d'avec l'érysipèle phlegmoneux (2).

(1) Beaunis et Bouchard, Anatomie descript., p. 483.
(2) Dupuytren, Leçons orales de clin. chir., t. II, p. 496.

Sans doute, avant lui, on avait dû observer des cas de cette grave affection; mais il faut croire qu'elle n'avait pas vivement frappé les observateurs, puisque c'est à peine si l'on rencontre, de loin en loin, dans les nombreux écrits sur les plaies de tête, quelques passages où l'on pourrait au besoin retrouver certains traits de la maladie qui nous occupe.

Hippocrate, au sujet de l'érysipèle, parle de la terminaison possible par suppuration; mais on reconnaît bien dans sa description les petits abcès circonscrits qui mettent fin, dans certains cas, à l'érysipèle de la face, et dont nous avons parlé plus haut. Nous n'y trouvons rien qui se rapproche du phlegmon diffus du cuir chevelu.

Rien à noter non plus dans les auteurs qui ont suivi Hippocrate, et qui ont traité des plaies de tête, ou bien de l'érysipèle de la face et du cuir chevelu. Nous avouons, du reste, n'avoir pas insisté sur ces recherches qui nous paraissent d'un intérêt médiocre.

Il semblerait que les œuvres de A. Paré eussent dû renfermer quelques documents relatifs à notre sujet. On sait, en effet, que ce grand chirurgien passe pour avoir donné la première description du phlegmon diffus, d'après celui qui survint chez Charles IX à la suite d'une saignée du bras. Mais en lisant les chapitres qu'il a consacrés aux plaies de la tête, on ne trouve point de description du phlegmon diffus du cuir chevelu. Il cite une observation d'érysipèle de la face et du cuir chevelu terminé par des collections purulentes aux paupières et au lobule de l'oreille (1); mais il insiste surtout sur les lésions osseuses, sur leur conséquence et sur le traitement qu'on doit leur appliquer.

J.-L. Petit ne paraît pas avoir observé le phlegmon diffus du cuir chevelu comme complication fréquente des plaies de tête. Bien qu'il ait observé sur un vaste théâtre, puisqu'il eut à soigner en même temps, dit-il, 4 à 500 plaies de tête, résultant de coups de pointe ou de tranchant de sabre, c'est à peine si l'on trouve dans ses œuvres quelques passages se rapportant à l'affection qui nous occupe. Voici pourtant un fait qu'on trouve rapporté à la page 343, et que l'on peut considérer, suivant nous, comme un phlegmon diffus avorté (2).

« Un dragon du roi reçut sur le pariétal droit un coup de sabre, qui fit une de ces plaies qu'on regarde ordinairement comme simples. Cependant, le troisième jour, il survint inflammation, douleur et fièvre; les téguments de tout le crâne, les paupières et les oreilles s'enflèrent. Je fus appelé le quatrième jour. Ayant jugé que la tension du péricrâne était la cause de tout le désordre : je fis une incision transversale, qui, avec la plaie qu'avait faite le sabre, formait une croix. Par ce moyen, je débridai le péricrâne, et tous les accidents cessèrent. »

(1) Ambr. Paré, t. II, édit. Malgaigne.
(2) J.-L. Petit, Œuvres chirurgicales, p. 343.

Pott, sans désigner la maladie sous le nom de phlegmon diffus, nous semble en avoir donné une description assez exacte; il insiste même avec soin sur le diagnostic d'avec l'érysipèle, et termine en conseillant l'incision comme le seul traitement convenable (1).

Delamotte cite une observation que nous trouvons plus concluante que tout ce qui précède. Il s'agit d'une femme qui, après des prodromes très-graves, fut prise d'un érysipèle qui occupait tout le cuir chevelu, « et qui se trouva accompagné d'un phlegmon des plus considérables qui se puissent rencontrer à la tête, puisqu'il formait une éminence de manière à croire que ce fût une tête appliquée sur la naturelle » (2). Delamotte pratiqua deux ouvertures à la partie inférieure des pariétaux, introduisit deux tentes de charpie, et la malade guérit.

Boyer, Desault ne semblent pas avoir connu le phlegmon diffus du cuir chevelu.

Velpeau, dans ses leçons cliniques, a traité à plusieurs reprises du phlegmon diffus du cuir chevelu, qu'il confond avec l'érysipèle phlegmoneux, et qu'il regarde comme une maladie presque absolument mortelle. Il en cite plusieurs cas bien dessinés, et, entre autres, un cas de guérison que nous aurons à mentionner plus loin.

M. Chassaignac (3) consacre un chapitre au phleg-

(1) Pott, Œuvres chirurg., t. I.

(2) Delamotte, Œuvres chirurg., t. I.

(3) Traité de la suppuration, t. II, p. 7 et suiv.

mon diffus du cuir chevelu en traitant des suppurations de la tête. Il le divise en sous-cutané et sous-aponévrotique; nous aurons à revenir plus loin sur cette division. Il fait le diagnostic entre l'érysipèle et le phlegmon diffus, dont il préconise le traitement par le drainage. Il cite plusieurs observations, et nous lui en avons emprunté quelques-unes.

Nous n'avons trouvé que quelques mots concernant le phlegmon diffus du cuir chevelu dans les traités de pathologie externe de Vidal (de Cassis), de Follin et de M. Nélaton.

Dans les œuvres des divers chirurgiens militaires, Percy, Lombard, Larrey, nous n'avons trouvé ni renseignements, ni observations sur ce sujet. M. Legouest range le phlegmon diffus du cuir chevelu parmi les complications des plaies de têtes, et en donne une description succincte (1).

De nombreuses thèses ont été soutenues sur les complications des plaies de tête et l'érysipèle de la face et du cuir chevelu. Dans la plupart de celles où nous avons vu signaler le phlegmon diffus, les auteurs n'en parlent qu'incidemment. Citons cependant, parmi celles où nous avons puisé quelques renseignements, les thèses de MM. Guérin (2), Malingre (3) et Latour (4).

(1) Legouest, Chirurgie d'armée.

(2) De l'Érysipèle de la face et du cuir chevelu. Thèse de 1844.

(3) Des Lésions traumatiques du crâne. Thèse de 1852.

(4) De l'Érysipèle spontané de la face et du cuir chevelu. Thèse de 1854.

En résumé, d'après le petit nombre d'observations que nous avons pu recueillir, il semblerait que le phlegmon diffus du cuir chevelu fût une maladie très-rare. Mais nous croyons que cette affection, n'ayant pas suffisamment attiré l'attention des auteurs, a passé inaperçue, bien que l'occasion de l'observer se montrât fréquemment. Nous lisons, au reste, dans Dupuytren, que le phlegmon diffus est commun au cuir chevelu.

III. — Siége et anatomie pathologique.

Nous avons déjà dit que le siége exclusif du phlegmon diffus du cuir chevelu était, pour nous, dans le tissu cellulaire sous-aponévrotique, et nous en avons donné les raisons, basées sur l'étude anatomique de la région. Tout concourt à faire de cette partie un siége d'élection pour le phlegmon diffus. Quand l'inflammation s'empare de la couche lamelleuse sous-aponévrotique, les conditions les plus favorables à l'étranglement, et, par suite, à la mortification, se trouvent réunies. En bas, le pus est limité par une barrière infranchissable : la voûte osseuse recouverte du péricrâne; en haut, il est bridé par une aponévrose inextensible, revêtue elle-même d'une peau épaisse et d'un tissu cellulaire dense et serré. De plus, la couche lamelleuse sous-aponévrotique est peu riche en vaisseaux, et, par suite, très-disposée à la gangrène, si l'inflammation s'en empare.

Presque tous les auteurs sont d'accord sur cette question.

Dupuytren s'exprime ainsi : « Si le phlegmon survient dans cette région (le cuir chevelu), son siége constant est entre le péricrâne et l'aponévrose. »

Malgaigne, Velpeau, M. Richet, dans leurs traités d'anatomie chirurgicale, insistent également sur ce fait.

Malgaigne dit que l'érysipèle est commun dans la couche superficielle, tandis que le phlegmon y est rare et toujours circonscrit; le phlegmon diffus, toujours d'après le même auteur, est, au contraire, fréquent si l'inflammation atteint la couche sous-musculaire, dont la laxité est si remarquable.

Velpeau fait observer que la marche très-rapide du phlegmon diffus au crâne provient de la fonte du tissu cellulaire sous-aponévrotique, et de la suppuration qui en résulte.

M. Chassaignac seul a décrit, à côté du phlegmon sous-aponévrotique du cuir chevelu, un phlegmon sous-cutané. Il a donné le moyen suivant pour les distinguer : « une incision est pratiquée, allant jusqu'à l'aponévrose. Si celle-ci a sa couleur normale, le phlegmon est sous-cutané; sinon, il a son siége au-dessous de l'aponévrose. » Outre que ce précepte nous semble difficile à mettre en pratique, nous ferons remarquer que M. Chassaignac n'a pas cité d'observation de phlegmon diffus sous-cutané, tandis qu'il en rapporte plusieurs de phlegmons sous-aponévrotiques. Nous nous croyons fondé à maintenir dans le tissu cellulaire profond le siége de la maladie.

Nous ne voulons point insister longuement sur les lésions cadavériques, car nous n'avons pas l'intention de faire ici l'anatomie pathologique du phlegmon diffus en général.

Fonte de la plus grande partie du tissu cellulaire sous-aponévrotique, destruction de l'aponévrose mortifiée, dans certains cas, disparition sous la même influence du péricrâne dans une étendue variable : telles sont les lésions qui appartiennent en propre au phlegmon diffus du cuir chevelu.

L'os dénudé peut être enflammé : tous les auteurs ont signalé la constance du décollement de la dure-mère dans une étendue correspondante à celui du péricrâne. Le diploé est toujours dans ces cas plus vasculaire que de coutume. On a rencontré aussi des fragments nécrosés plus ou moins étendus, plus ou moins mobiles.

Si le malade a succombé à une complication cérébrale, on trouve des altérations diverses du cerveau et de ses membranes. Ainsi, du pus étendu en nappe ou collecté a été trouvé à la surface des méninges, ou même dans la pulpe cérébrale elle-même, sous forme d'abcès circonscrit.

Si le malade a succombé à l'infection purulente, on rencontre des abcès métastatiques dans les poumons, le foie, le cerveau ; du pus dans les articulations, dans les vaisseaux du diploé, dans les sinus de la dure-mère, etc., etc.

IV. — Etiologie.

Le phlegmon diffus du cuir chevelu peut être spontané, mais c'est le cas le plus rare. Dans l'une des observations de M. Chassaignac (l'observation 1), nous voyons que la maladie est survenue pendant la convalescence du choléra. Peut-être doit-on voir là une relation de cause à effet, et considérer les maladies aiguës graves, comme pouvant donner lieu à l'affection qui nous occupe.

L'érysipèle du cuir chevelu est une cause puissante de phlegmon diffus qui se produit alors par propagation de l'inflammation des parties superficielles aux couches profondes.

Les contusions de la tête peuvent aussi lui donner naissance, soit directement, soit en produisant un abcès sous-périostique qui sera le point de départ du phlegmon diffus, ou un céphalæmatome suppuré, accident très-rare qui aura le même résultat.

Les plaies par instruments piquants, tranchants, les plaies à lambeaux peuvent être le point de départ du phlegmon diffus. De l'avis de tous les auteurs, les plaies petites et profondes sont celles qui y prédisposent le plus. Les plaies par armes à feu doivent encore être rangées au nombre des causes du phlegmon diffus.

Mais nous pensons que les plaies contuses sont celles qui favorisent le plus l'apparition de cet accident. C'est ainsi qu'on le voit survenir à la suite de coups de bâton (nous en citons plusieurs observations), de coups de bouteille, de chutes sur la tête, etc., etc.

Les opérations chirurgicales pratiquées dans la région, ablation de loupes, ou dans une région voisine, ablation de la parotide (Velpeau), peuvent encore être classées au nombre des causes.

Il serait trop long d'énumérer tous les accidents qui peuvent donner naissance au phlegmon diffus. Nous avons recherché si l'application du trépan avait pu le produire; nous n'en avons rencontré aucune observation.

La période de la vie pendant laquelle on observe le plus souvent le phlegmon diffus est l'âge adulte. Mais on ne saurait voir là une cause prédisposante. Nous pensons plutôt que cela est dû à ce que les adultes sont plus exposés que les enfants et les vieillards à toutes les causes qui peuvent produire la maladie.

V. — Symptomes, marche.

Le phlegmon diffus du cuir chevelu peut se montrer d'emblée; il est alors primitif, spontané, c'est là le cas le plus rare. Dans l'immense majorité des cas, il se produit comme complication d'un traumatisme de la tête, ou bien on le voit succéder à un érysipèle de la face ou du cuir chevelu.

Que le phlegmon soit spontané ou consécutif, les symptômes n'offrent pas de différences sensibles ;

nous croyons en conséquence ne pas devoir scinder leur description que nous ferons simultanément. Nous allons citer d'abord les deux seules observations de phlegmon diffus spontané que nous ayons pu réunir.

Toutes deux sont empruntées au Traité de la suppuration de M. Chassaignac, qui les donne à la suite de la description du phlegmon diffus sous-aponévrotique du cuir chevelu.

Dans la première de ces observations, on voit que la maladie s'est déclarée pendant la convalescence du choléra ; malgré la dénudation osseuse qui s'est produite dans ce cas, le malade a guéri.

OBSERVATION Ire (1).

Grivelet (Frédéric), 45 ans, imprimeur, est entré le 26 février 1853 à l'hôpital Saint-Antoine. Ce malade, dont la santé est altérée depuis deux ou trois ans, a eu, il y a deux ans, un abcès de l'oreille qui s'est ouvert dans le conduit auditif externe. Il y a deux mois, il a été atteint du choléra. C'est dans la convalescence de cette maladie qu'il a été atteint des premiers symptômes de son mal actuel. Il a éprouvé d'abord des bourdonnements d'oreille, puis des douleurs vives, lancinantes, siégeant dans la région mastoïdienne et s'irradiant tout autour du pavillon de l'oreille. Les douleurs redoublaient le soir et empêchaient le malade de dormir la nuit. En même temps, il est survenu un gonflement qui a augmenté peu à peu.

21 févier. On constate l'existence d'une tumeur à base large, douloureuse à la pression, située en arrière et en haut du pavillon de l'oreille, sur la ligne de jonction de la portion mastoïdienne du temporal avec l'occipital. On y perçoit une fluctuation manifeste.

(1) Chassaignac, Traité de la suppuration, t. II.

Le 22. Une ponction faite dans la tumeur donne issue à un pus phlegmoneux, contenant quelques grumeaux caséeux. En sondant le foyer de l'abcès, on produit un son sec et clair qui indique que l'os est à nu; il est, du reste, lisse et poli. On établit une anse à drainage dans le foyer au contact de l'os malade; cataplasmes.

Le 26. La sécrétion purulente a beaucoup diminué.

Le 30. Le malade demande sa sortie.

Cet homme est revenu nous voir à la consultation; il était parfaitement guéri au bout de trois semaines et avait pu reprendre ses ocoupations.

OBSERVATION II (1).

Dormigny (Pierre), 44 ans, commissionnaire, est entré à l'hôpital Lariboisière le 19 sepembre 1855.

Depuis plusieurs mois, ce malade éprouve au sommet de la tète des douleurs qui lui semblent siéger sous le cuir chevelu. Toute la partie moyenne de la tête, depuis l'occiput jusqu'à la région frontale, est sujette à de grandes démangeaisons, lesquelles paraissent tenir à la production de petits boutons s'accompagnant de suintement, puis disparaissant pour se reproduire bientôt avec le même suintement et les mêmes démangeaisons.

Du reste, santé générale bonne, embonpoint conservé.

Depuis environ quinze jours, les maux de tête ont pris une intensité de plus en plus grande; puis, peu à peu, le cuir chevelu a été pris d'inflammation et de gonflement; il est survenu de la fièvre, de l'insomnie, de l'agitation, du délire, en même temps que de la soif et de l'inappétence.

Au moment de l'entrée du malade à l'hôpital, on constate une tuméfaction considérable de toute la tête, mais plus prononcée au sommet. Vaste décollement en ce point; œdème et empâtement des parties circonvoisines, face bouffie et rouge; langue blanche, perte d'appétit, fièvre, agitation.

La fluctuation étant très-manifeste au sommet de la tête, on traverse la tumeur d'avant en arrière sur la ligne médiane avec un tube à drainage.

(1) Chassaignac, loc. cit.

Au moment où le trocart a pénétré dans la collection, et avant qu'il sorte à l'extrémité du trajet qu'il doit parcourir, la tige aiguë du trocart est remplacée par une tige mousse qui permet d'explorer l'intérieur de la cavité purulente. On reconnaît alors que l'os n'est nulle part dénudé, mais qu'il n'est séparé de la tige du trocart que par une membrane excessivement mince et qui ne peut être constituée que par le périoste. C'est à cela qu'on reconnaît que l'abcès n'est pas sous-périostique, et qu'il est simplement sous-aponévrotique. Après cette constatation, la tige mousse est remplacée part la tige aiguë du trocart, et la transfixion est complétée par l'établissement de l'anse à drainage.

On place alors dans la tumeur un séton perforé par lequel s'écoule un pus abondant, sale, de couleur chocolat. De plus, on établit dans la cavité de l'abcès trois fils se croisant dans différentes directions. Large cataplasme ; tartre stibié à l'intérieur.

22 septembre. Suppuration abondante. On remplace les fils par des tubes perforés par lesquels on lance de grandes douches d'eau tiède. Larges cataplasmes.

Le malade a éprouvé un soulagement considérable. Deux portions; douches, cataplasmes.

Le 25. Le mieux continue, il n'y a presque plus de fièvre. Encore quelques maux de tête. Suppuration abondante. Même traitement.

Le 27. Le gonflement et l'œdème ont diminué. Ecoulement abondant d'un liquide séro-purulent. On continue les douches et les cataplasmes. Huit coups de scarificateur à la nuque.

Le 29. Le pus est un peu plus concret et moins abondant. Même traitement.

2 octobre. La suppuration continue, mais peu abondante. Encore un peu de congestion au voisinage de l'abcès. Huit coups de scarificateur à la nuque.

Le 15. Amélioration considérable. La suppuration a notablement diminué. Même traitement.

Le 30. Le mieux se maintient ; très-peu de suppuration. Etat général très-bon.

3 novembre. Les sétons sont enlevés. Une lymphe plastique suinte par les plaies.

Le 5. Le travail de cicatrisation s'opère très-rapidement.

Le 13. Cicatrisation complète ; recollement complet du cuir chevelu avec les parties sous-jacentes. Etat général excellent.
Exeat.

Nous avons pensé que cette seconde observation pouvait être considérée comme un phegmon diffus spontané, malgré l'éruption cutanée de nature indéterminée qui existait chez ce malade.

Passons maintenant à l'étude des symptômes; nous les considérerons successivement à la période de début et à la période d'état et dans chacune de ces périodes, nous nous occuperons des symptômes généraux et des symptômes locaux.

Période de début. — Symptômes généraux. — Ils peuvent se montrer plus ou moins longtemps après la contusion, la blessure ou l'érysipèle qui est la cause du phegmon diffus.

Tout d'abord on voit survenir un frisson plus ou moins vif, accompagné d'un malaise général, de céphalalgie, d'assoupissement ou au contraire d'insomnie. Le frisson ne se reproduit pas, ou bien le malade en éprouve plusieurs. Ils peuvent être irréguliers (Chassaignac.) Ils sont suivis de chaleur, de sueur et d'accélération du pouls. A dater de ce moment la peau reste chaude et le pouls fréquent. La fièvre devient continue, mais souvent, comme l'a remarqué Dupuytren, elle présente des paroxysmes et des rémittences pouvant se produire jusqu'à deux et trois fois par jour, et faire croire à des accès intermittents ou rémittents. On parvient à éviter l'erreur au moyen des signes concómitants et surtout de la douleur que nous allons bientôt étudier.

Il faut noter ici l'état des fonctions digestives, l'anorexie, la soif qui accompagnent tous les états fébriles. La langue à cette période ne présente pas de caractères particuliers. On observe fréquemment un peu de constipation. Dupuytren a signalé des nausées et quelquefois des vomissements au début de la maladie.

La douleur est un phénomène constant de la première période. Elle se montre, selon Dupuytren, vingt-quatre à trente-six heures avant le frisson, et ce fait sert à distinguer d'avec des accès intermittents les paroxysmes dans l'état fébrile que nous avons signalés plus haut. La douleur siége soit au niveau de la plaie ou de la contusion (Sabatier), soit à une certaine distance. Elle est sourde, gravative, devenant de plus en plus intense (Chassaignac). Elle est constamment exagérée par la pression, et Pott a insisté sur la sensation très-pénible que faisait éprouver au malade la recherche de cette douleur. Enfin elle s'accompagne d'une très-vive sensibilité des cheveux.

Le délire n'est pas constat au début. Mais il peut se produire et nous le trouvons noté par Dupuytren, Sabatier et par M. Chassaignac. Tantôt il est très-léger, ce sont des rêvasseries plutôt qu'un délire réel; tantôt, au contraire, il est violent, et l'on est obligé de maintenir de force le malade au lit.

De plus, à cette période, Sabatier a signalé dans quelques cas des mouvements convulsifs, et M. Chassaignac un état comateux, une stupeur analogue à celle qui caractérise le début d'une fièvre typhoïde : tels sont, en résumé, les symptômes généraux de la période de début.

Symptômes locaux. — On observe un gonflement douloureux des bords de la plaie. Il existe tout autour du point douloureux un empâtement plus ou moins considérable. La périphérie du crâne offre une tuméfaction soufflée, œdémateuse (Dupuytren). Elle garde l'empreinte des doigts ; il y a une rénitence prononcée des tissus. Au point de vue du gonflement, il faut distinguer les cas où le phlegmon diffus existe seul, de ceux où il s'accompagne d'un érysipèle du cuir chevelu. Dans le premier cas, le gonflement frappe moins la vue, et respecte certaines parties qui sont toujours prises dans l'érysipèle, par exemple, les paupières et les oreilles.

Nous ferons la même remarque au sujet de la rougeur de la peau, qui, constante dans l'érysipèle où elle offre un aspect tout spécial et s'accompagne souvent de phlyctènes, manque au contraire souvent dans le phlegmon diffus. Cela s'explique aisément si l'on songe au siége anatomique tout différent dans ces deux affections. On conçoit du reste que la rougeur soit plus difficile à percevoir au cuir chevelu, quand elle existe, à cause de la coloration plus foncée de la peau, alors même que les cheveux ont été rasés avec soin.

Periode d'état.

A ce moment la résolution de la maladie peut encore se faire, mais elle est rare. On observe en général une amélioration trompeuse, une rémission des symptômes qui pourrait induire en erreur, si l'on ne connaissait la marche insidieuse du phlegmon diffus.

La rénitence si grande des tissus enflammés se transforme peu à peu en une fluctuation molle et pâteuse, profonde, difficile à percevoir. Au bout de deux à trois jours, dit Dupuytren, il y a déjà infiltration purulente. La tension des téguments est très-prononcée vers l'occiput (Chassaignac). Bientôt la fluctuation devient plus manifeste en un ou plusieurs points. Dans certains casoù la maladie a une marche plus rapide et est très-étendue, la main, appliquée sur les téguments du crâne, éprouve une sensation comparable à celle que donne une éponge imbibée d'un liquide épais et dense, et perçue médiatement par les doigts.

La peau s'amincit et peut même, si l'on ne crée une voie artificielle à la suppuration, s'ouvrir spontanément vers les parties déclives. Par ces ouvertures s'échappe une grande quantité de pus fétide (Dupuytren). Ce n'est pas le pus phlegmoneux de l'abcès chaud, mais un pus mal lié, séreux, quelquefois sanguinolent, et qui n'acquiert que plus tard les caractères de la suppuration franche.

On voit aussi se présenter aux ouvertures cutanées des paquets de tissu cellulaire sphacélé, et des lambeaux mortifiés de l'aponévrose occipito-frontale. Ces débris sont le plus souvent rejetés flottants au milieu du pus ; mais quelquefois ils ont encore quelques adhérences avec les tissus vivants, et leur extraction avec la pince à pansements donne lieu à un léger écoulement sanguin. On comprend qu'avec de pareils symptômes, il existe un décollement plus ou moins étendu des parties molles tout autour des ouvertures. La maladie peut du reste se limiter et s'arrêter là ; nous citons comme exemple les deux observations suivantes :

OBSERVATION III.

Phlegmon diffus du cuir chevelu. (Hôpital St-Antoine, service de M. Broca.)

Tirand (Jean-Baptiste), ébéniste, âgé de 43 ans, est entré le 18 février 1867 au nº 12 de la salle Saint-Christophe.

Cet homme, en tombant sur un trottoir le 10 de ce mois, s'est fait une plaie de tête. Depuis ce temps, il est resté chez lui au lit. A son entrée, on constate une plaie de 5 centimètres à la région pariétale droite et supérieure du crâne. Vive douleur, rougeur et œdème s'irradiant à 5 ou 6 centimètres autour de la plaie et jusque derrière l'oreille droite. Incisions et passage de deux drains, l'un vers le front, l'autre transversalement à 5 ou 6 centimètres de la plaie. Etat général bon ; pas de fièvre, langue bonne ; appétit. Cataplasmes.

20 février. Le décollement paraît s'être limité. Suppuration assez abondante. 72 pulsations.

Le 21. Le malade est bien. Le pus ne fuse pas au delà des incisions pratiquées le premier jour. Pas de fièvre.

Le 23. La marche du phlegmon est complétement arrêtée. Le pus est assez abondant. On retire par les incisions quelques lambeaux de tissus sphacélés. Pouls à 78; langue bonne, appétit.

Le 27. Le décollement ne s'est pas propagé; la suppuration a beaucoup diminué. On enlève au malade un des drains qu'on lui a passés.

Le 28. On retire le second drain.

Le 2 mars. Le malade part pour Vincennes; il n'a plus que deux plaies simples que l'on panse au cérat.

OBSERVATION IV.

Hôpital de la Pitié, service de M. le professeur Broca.

Delaigle (Jean), 44 ans, terrassier, entre à la salle Saint-Louis le 27 octobre 1868.

Le 21, au soir, il a été frappé d'un fort coup de bâton qui a porté au niveau de la suture occipito-pariétale. Il est tombé sous le coup, a perdu connaissance. Transporté chez lui, il y est resté sans traitement jusqu'au moment de son entrée à l'hôpital.

Le coup a déterminé une plaie contuse de 3 centimètres et demi à 4 centimètres, dirigée un peu obliquement de haut en bas et de droite à gauche. Il s'est écoulé fort peu de sang.

Le lendemain de son entrée, on constate un gonflement assez considérable, douloureux au toucher, avec un décollement dans une étendue de 7 à 8 centimètres tout autour de la plaie, mais sans dénudation des os.

Le 28. On place deux tubes à drainage croisés en X et arrivant jusqu'aux limites du décollement. Écoulement de pus très-abondant pendant dix jours environ. Issue de quelques lambeaux de l'aponévrose épicrânienne.

7 novembre. Le premier drain est retiré.

Le 10. On enlève le second tube, mais on laisse le fil dans le trajet.

Le 13. Le décollement n'existe plus que dans quelques points très-voisins de la plaie.

Le malade, en pleine convalescence, est inscrit pour Vincennes.

Les deux observations que l'on vient de lire sont des cas heureux. Mais le plus souvent, les désordres ne se bornent pas là. Le pus fuse dans diverses directions et de nouvelles collections viennent apparaître soit en avant, sur le front ou vers les arcades sourcilières, soit sur les côtés vers les apophyses mastoïdes et le conduit auditif externe, soit enfin à la partie postérieure vers la ligne courbe occipitale supérieure.

Le décollement des parties molles du crâne est alors plus ou moins étendu; quelquefois il est complet. M. Richet en rapporte une belle observation (1): «J'ai eu, dit-il, pendant longtemps dans mon service une vieille femme de 64 ans, qui avait reçu des coups de bâton sur la tête, ayant déterminé plusieurs plaies contuses; quelques-unes intéressaient la couche sous-aponévrotique. Il en résulta une suppuration diffuse qui décolla tous les téguments du crâne d'une oreille à l'autre et de l'occiput au front, de sorte que le cuir chevelu en totalité jouait sur les os du crâne.»

Velpeau en a aussi rapporté, dans une de ses cliniques, un exemple intéressant, non-seulement par l'étendue du décollement, mais encore par la rapidité de la guérison : « Il sort aujourd'hui de

(1) Richet, Anat. chirurg., p. 240.

nos salles, dit-il, un homme entré il y a onze jours et dont l'histoire est assez curieuse. A la suite d'une plaie de tête, il est venu réclamer nos soins il y a un mois, et il était sorti guéri après huit jours de séjour. Il revint dix jours après sa sortie avec une inflammation à la tête bien plus intense que la première fois. Il n'y a que onze jours de cela, et cependant, à cette époque, tout le crâne était en suppuration, le cuir chevelu était décollé; il y avait des bosselures; tous les téguments crâniens étaient disséqués par le pus jusque vers les parotides; il y avait de la fièvre, mais pas de délire. J'ai fait des incisions larges et multiples; j'ai ouvert partout où j'ai senti la fluctuation, j'ai ouvert non-seulement pour donner issue au pus, mais pour débrider; c'est-à-dire que j'ai pratiqué des incisions comme on le fait avec tant d'avantages dans le phlegmon diffus. »

Malgré d'aussi grands désordres, malgré la cessation complète de rapports entre le cuir chevelu et les parties sous-jacentes, la mortification de la peau, qui est si commune dans le phlegmon diffus des membres, est un phénomène des plus rares au crâne. Dupuytren, dans son immense pratique, ne l'a observée qu'une seule fois. A quoi tient donc cette immunité particulière? C'est Dupuytren encore qui en a donné l'explication basée sur l'étude anatomique de la région; nous la reproduisons textuellement : « La gangrène consécutive de la peau dans le phlegmon diffus, fort commune aux membres inférieurs, et surtout à la jambe, où les artères nutricières, les tibiales antérieures et postérieures, et les péronières, logées profondément dans le tissu musculaire, ne communiquent avec ce dernier que par des anastomoses très-déliées, et où la destruction du tissu cellulaire entraîne celle de presque toutes ces petites ramifications vasculaires; cette gangrène, disons-nous, est fort rare à la tête. Là cependant aussi le phlegmon diffus est fréquent, mais la disposition des artères est tout autre; situées entre la peau et l'aponévrose occipito-frontale, les artères temporales, frontales. occipitales tiennent tellement à la peau, que dans les dissections il est fort difficile de les en détacher. »

Cette circonstance est heureuse dans une maladie aussi grave que le phlegmon diffus du cuir chevelu. On conçoit, en effet, que les os du crâne, déjà dépouillés de leur périoste dans un bon nombre de cas, ne pourraient sans aucun doute éviter la nécrose, si le sphacèle de la peau existait; ils seraient, en effet, exposés sans protection aucune au contact de l'air. Cette conservation de la peau n'est pas moins utile à prendre en considération au point de vue de la réparation des tissus, qui, dans le cas contraire, eût été sinon impossible, du moins suivie de cicatrices difformes et hideuses.

Tantôt le péricrâne reste intact à la surface des os du crâne; tantôt, au contraire, il est détruit dans une étendue variable. On le reconnaît par l'exploration au moyen d'un stylet qui, introduit dans la plaie, vient frapper l'os à nu en produisant un bruit sec spécial. Cette dénudation osseuse est dans tous les cas un grave accident; cependant, quand elle est limitée, elle peut n'avoir pas de conséquences fâcheuses, comme le prouve l'observation suivante, empruntée à M. Chassaignac :

OBSERVATION V.

Harlaux (Nicolas), 70 ans, cordonnier, entre à Lariboisière le 22 janvier 1857.

Cet homme, étant en état d'ivresse, se mit à la fenêtre de sa chambre, située au premier étage, et, s'étant penché trop en avant, tomba dans une cour la tête la première. On le transporta à l'hôpital où l'interne de garde put constater l'existence d'une plaie en V très-étendue, avec décollement de la peau et de la portion de périoste comprise entre les deux branches du V. Cette plaie occupait la région temporo-pariétale gauche. Le sommet du lambeau fut fixé en position à l'aide d'une épingle à suture.

23 janvier. On applique sur la plaie le pansement par occlusion. On pose douze sangsues à la région mastoïdienne. Le malade ayant du délire, on ordonna le tartre stibié en lavage et la diète.

Le 25. Les douleurs étant très-vives, on lève le pansement par occlusion. Le lambeau est déjà recollé, mais au sommet de la tête on perçoit une fluctuation qui indique que du pus est déjà formé. On passe un tube à drainage, puis on retire l'épingle.

Le 26. Il y a menace d'un phlegmon sous-aponévrotique du cuir chevelu. On rase la tête, puis on fait une petite incision et l'on constate que le phlegmon siége dans le tissu cellulaire lâche qui sépare le péricrâne de l'aponévrose épicrânienne. Cataplasmes.

Le 27. L'état général et l'empâtement du cuir chevelu font supposer qu'il existe de la suppuration. Il y a un vaste décol-

(1) Chassaignac, Traité de la suppuration, t. II.

lement du cuir chevelu. On passe un second tube à drainage au sommet de la tête.

Le 28. Suppuration très-abondante. On établit un troisième tube dans la région temporale.

Le 29. Il y a eu beaucoup de délire toute la nuit. Le malade voulait sortir de son lit à chaque instant; on a été obligé de lui mettre la camisole de force. On prescrit douze sangsues derrière les oreilles; un lavement avec dix gouttes de laudanum, quatre vésicatoires avec l'acide nitrique à la face interne des cuisses et des jambes.

Le 30. Nuit assez bonne. Le phlegmon se limite. Il y a des gaz aux environs des tubes dans le tissu cellulaire sous-cutané. On fait sortir ces gaz par la pression. On lave la tête avec un mélange d'eau et d'eau-de-vie camphrée. On fait passer des courants d'eau dans les tubes.

Les jours suivants, on fait sortir chaque matin une grande quantité de pus, mêlé de gaz, et répandant une odeur infecte. On répète les lavages à l'eau-de-vie camphrée et les douches d'eau tiède. Malgré cette énorme suppuration, le décollement ne s'étend pas, car le pus trouve une issue par les tubes à drainage.

14 février. Etat excellent. Il n'y a plus d'accumulation purulente.

Le 18. On retire un tube. A l'endroit où la cause vulnérante avait agi directement, l'os avait été dénudé. Ce point présente aujourd'hui une surface bourgeonnante.

Le 20. On retire un second tube. Les jours suivants, on retire ceux qui restent et l'on continue les cataplasmes.

10 mars. Le malade sort guéri.

Pendant cette seconde période de la maladie, les symptômes généraux du début se sont d'abord amendés; ils peuvent même avoir disparu tout à fait quand la marche n'est pas trop envahissante. Une fois que la suppuration est établie, la fièvre tombe, l'appétit revient, et tout se termine comme dans nos observations 3 et 4. Mais, pour peu que le mal soit étendu, la suppuration très-abondante, et surtout les os dénudés, les phénomènes généraux demeurent graves. Le pouls reste fréquent, et offre tous les soirs une accélération plus ou moins prononcée. On voit survenir un affaiblissement très-grand du malade; l'appétit est nul; la langue généralement sèche; l'état de prostration du début persiste. Un amaigrissement très-prononcé peut survenir en quelques jours par suite de la déperdition énorme causée par la suppuration abondante d'une part, et, d'autre part, par la diarrhée que l'on voit survenir dans un certain nombre de cas.

Dans les hôpitaux, il est fréquent de n'observer que les phénomènes de la période d'état. Les malades négligent, en effet, une plaie de tête, une contusion ou un érysipèle de la face, comme des maladies insignifiantes, et ils ne se décident à entrer à l'hôpital que quand le phlegmon est déjà manifestement déclaré.

VI. — Terminaisons. Durée.

Dans l'étude des terminaisons du phlegmon diffus du cuir chevelu, nous comprenons à la fois les complications et les diverses manières dont peut finir la maladie. Ces deux points sont étroitement liés, et nous avons cru pouvoir les décrire dans un même chapitre.

Nous avons déjà dit plus haut que la maladie pouvait se terminer par résolution; mais cette heureuse issue ne peut se produire que pendant la période inflammatoire qui marque le début. Dès qu'il y a mortification du tissu cellulaire, il y a fatalement suppuration; il faut que les tissus sphacélés soient éliminés.

Quand la résolution se produit, on voit tout d'abord disparaître les symptômes généraux; la douleur, la chaleur, l'empâtement diminuent peu à peu, et le malade revient à la santé en conservant plus ou moins de l'induration au niveau des tissus enflammés.

La terminaison par résolution est malheureusement fort rare. Le plus souvent il y a suppuration, décollement; la guérison peut encore se faire, mais il faut distinguer deux cas :

1° *L'os n'a pas été dénudé.* — Dans ce cas, alors même que toutes les parties molles ont été décollées, et flottent, pour ainsi dire, sur le péricrâne, le recollement peut encore s'opérer. La suppuration diminue peu à peu, des bourgeons charnus se forment sur les deux surfaces en contact, et si, par une compression modérée, et bien également répartie, on vient aider à leur rapprochement, on voit peu à peu la cicatrisation s'opérer. La guérison complète ne s'obtient qu'après un temps fort long. Nous rapportons deux cas de cette nature dans nos observations 3 et 4, et nous en avons cité un autre d'après M. Richet.

2° *L'os a été dénudé.* — Cette dénudation est plus ou moins étendue. Dans les deux cas, la cicatrisation est encore possible, bien que Dupuytren, Sabatier,

Velpeau admettent alors une terminaison presque fatalement mortelle. Quand la guérison a lieu, il se produit ce phénomène désigné par les auteurs sous le nom d'*exfoliation insensible.*

Il se fait, dans le cas dont nous parlons, une nécrose moléculaire des couches les plus superficielles de l'os, chassées par le gonflement du diploé qui tend à rejeter au dehors les parties douées d'une vitalité moindre. On voit, en effet, la surface dénudée de l'os se couvrir de petites taches d'un rouge très-vif, à l'entour desquelles, avec un peu d'attention, on reconnaît un pointillé noirâtre formé de particules osseuses nécrosées. Peu à peu ces taches rouges augmentent de volume, et forment, par leur réunion avec celles qui les avoisinent, une sorte de bouquet épanoui au fond de la plaie, et qui fournit bientôt une suppuration de bonne nature, et ensuite les éléments de réparation des tissus.

Il serait curieux de savoir si les mêmes phénomènes se produisent à la table interne. On sait, en effet, que la dure-mère, qui répond à cette table interne, a toujours été trouvée, à l'autopsie, décollée dans une étendue correspondante au décollement du péricrâne. Nous n'avons trouvé nulle part de recherches sur ce point, et nous n'avons pu en faire nous-même. Il est possible, du reste, que ce travail de décollement ne se produise pas du côté de la dure-mère dans les cas où la guérison a lieu. Les expériences de Ténon, qui a démontré la constance de l'exfoliation insensible, même dans les cas de décollements traumatiques du péricrâne, sont muettes sur ce point, que nous regrettons de n'avoir pu élucider.

Comme exemple de cette terminaison heureuse, nous pouvons citer l'observation 1 et l'observation 5, empruntées toutes deux à M. Chassaignac. Il est vrai que, dans ces deux cas, la dénudation était assez peu étendue. Mais nous trouvons dans la thèse de M. Malingre l'observation suivante dans laquelle le péricrâne avait été complétement détruit (1).

« En 1847, M. Velpeau opérait un malade d'une tumeur parotidienne; cette opération fut suivie d'un phlegmon diffus qui détruisit tout le cuir chevelu, et tint littéralement toute la voûte du crâne à nu; cependant la guérison survint sans exfoliation apparente, et les os se recouvrirent de parties molles dans toute leur étendue. »

On peut observer une nécrose plus ou moins étendue à la suite de la dénudation des os du crâne. Nous pensons que cet accident fâcheux se produit surtout dans le phlegmon diffus qui fait suite à une collection développée d'abord sous le péricrâne, à un abcès sous-périostique en un mot. La nécrose peut se montrer limitée à un fragment osseux au niveau du point dénudé. Dans certains cas, au contraire, elle peut envahir et détruire suc-

(1) Malingre, Des lésions traumatiques du crâne (thèse de doct., 1852).

cessivement tous les os du crâne. Nous croyons devoir citer ici, bien qu'elle n'ait pas trait directement à notre sujet, une observation de Guthrie dans laquelle, à la suite d'une suppuration diffuse, la nécrose affecta une marche lente et envahissante :

OBSERVATION VI (1).

« Il s'agit d'un marin appartenant à l'équipage *la Mutine*, qui, en 1845, tomba sur des marches de pierre à Sierra-Léone, et se fit une plaie contuse du crâne pour laquelle il fut admis à l'hôpital de la marine royale de Plymouth, au mois d'octobre de la même année. L'os, que l'on ne supposait pas avoir été atteint, fut alors trouvé dénudé et dépouillé de son péricrâne dans une certaine étendue à la partie gauche de l'occipital. Après une attaque d'érysipèle, suivie de nombreux dépôts purulents sous le cuir chevelu, la nécrose survint rapidement. Il y eut un écoulement lent de pus provenant de dessous les os blessés et un écartement des sutures fronto-pariétale et sagittale, à travers lequel on sentait très-distinctement les battements du cerveau.

En juillet 1846, il passa à l'hôpital naval de Chatham.

Pendant les six années où il a été en observation, il a eu des attaques répétées d'érysipèle, suivies de suppuration profuse. Les deux tables des os ont souffert en certains points ; ailleurs, la table externe seule a été atteinte. Environ cinq pouces carrés ont été perdus aux dépens du frontal, du pariétal et de la portion écailleuse du temporal du côté droit. Tout l'occipital, jusqu'à une petite distance du foramen magnum, a été détruit, à l'exception d'environ deux pouces à la partie centrale de l'os qui sont en train de se détacher. Du côté gauche, le Dr Drummond ajoute que la destruction des os a été moins prononcée, mais que la carie les envahissait et que du pus fétide s'écoulait de plusieurs ouvertures à l'époque où l'observation a été publiée (avril 1851). En aucun point, il n'y

(1) Guthrie, Commentaries of the surgery of war., 1855, p. 384.

avait de tendance à la réparation de l'os ou à l'arrêt de la maladie. »

La mort est une terminaison fréquente du phlegmon diffus du cuir chevelu. Que les os soient ou non dénudés elle peut survenir à la suite de l'affaiblissement progressif du malade qui, épuisé par l'abondance de la suppuration et par une diarrhée des plus tenaces, finit par succomber dans le marasme.

La mort peut être le résultat d'accidents cérébraux, méningite, épanchements intracrâniens, encéphalite, qui viennent rapidement enlever les malades; elle a lieu quelquefois par suite d'infection purulente, ou bien c'est une complication inflammatoire thoracique qui vient terminer la scène.

Les accidents cérébraux s'annoncent par des frissons, des nausées, des vomissements. Une céphalalgie intense s'empare des malades. La plaie se sèche; il y a fréquemment une constipation opiniâtre. Une fièvre continue se montre avec des redoublements accompagnés de délire. Les symptômes s'aggravent rapidement. Il s'y joint vers le quatrième ou cinquième jour de l'insensibilité et de la faiblesse dans les mouvements de la moitié du corps opposée à la plaie; la paralysie se prononce davantage; de moment en moment, la respiration s'embarrasse et devient stertoreuse : le malade, privé de connaissance, succombe bientôt avec des symptômes de compression (Sabatier).

Dans le cas d'infection purulente, le malade est

pris subitement de frissons ordinairement très-violents suviis de chaleur et de sueur profuses. La physionomie est très-altérée, et la peau offre une couleur terreuse. La plaie se sèche, la suppuration devient sanieuse, les bords des incisions sont blafards. Le malade est dans une prostration extrême; il a des rêvasseries, du subdélirium : l'intelligence est généralement conservée. La langue, d'abord molle et humide, se sèche bientôt et devient fuligineuse. Des douleurs vives et passagères se montrent dans divers points du corps, au niveau des articulations, par exemple, et le malade succombe dans l'espace de un à trois septénaires. L'observation suivante nous offre un exemple de cette terminaison. Nous la devons à l'obligeance de notre excellent collègue et ami Lafont.

OBSERVATION VII.

Phlegmon diffus du cuir chevelu. (Hôpital Saint-Antoine, service de M. le professeur Broca.)

Olagnier (Pierre), 42 ans, marchand ambulant, est entré le 9 février 1866, au n° 2 de la salle Saint Christophe.

Cet homme reçoit un coup de bouteille sur la tête huit jours avant son entrée à l'hôpital. Il reste chez lui couché pendant huit jours. A son entrée à l'hôpital, on constate sur la partie latérale gauche et supérieure du crâne une plaie de 5 centimètres de longueur et dirigée de haut en bas et de dedans en dehors. Les bords de la plaie sont blafards; tout autour, on remarque une rougeur fort vive. La peau, jusqu'à la partie supérieure du front, est soulevée par du pus. Les paupières de chaque côté, fortement œdématiées, recouvrent complétement les yeux, et les téguments de la peau sont envahis par une rougeur érysipélateuse. Autour de la plaie, les téguments œdématiés conservent l'empreinte du doigt; la pression occasionne de vives douleurs. L'état général est des plus mauvais; le malade est dans une prostration profonde; c'est à peine s'il peut répondre aux questions qu'on lui adresse. La nuit dernière, il a eu du subdélirium. Pouls à 120 pulsations. Langue sèche.

Deux incisions sont pratiquées, l'une en avant sur la région frontale, l'autre sur le côté, au-dessus de l'oreille gauche; on y passe des tubes à drainage. Cataplasmes; 5 centigrammes d'émétique en lavage.

11 février. L'état général du malade ne s'est pas amélioré. La langue est toujours sèche; le pouls bat 124 pulsations. Le malade a encore eu du délire la nuit dernière; les paupières sont toujours très-tuméfiées. Le décollement fait des progrès en arrière surtout. On pratique une ouverture au niveau de la suture lambdoïde et on passe un drain. Il s'écoule une grande quantité de pus.

Le 12. Le malade paraît un peu moins prostré et plus sensible à la douleur; il répond mieux aux questions qu'on lui adresse; il ne peut s'asseoir sur son lit qu'avec beaucoup de peine. Le pus fusant aujourd'hui du côté droit, on fait une incision à droite de la suture sagitale et on y passe un drain. Il sort avec le pus une assez grande quantité de tissu cellulaire et de lambeaux aponévrotiques mortifiés. Langue toujours sèche; 120 pulsations.

Le 13. Le pus a fusé dans toute la région frontale; on pratique un incision et on passe un drain juste au-dessus de l'espace intersourcilier. La suppuration est très-abondante et d'une fétidité extrême. Même état général. Cataplasmes.

Le 14. Le gonflement des paupières a un peu diminué, mais le pus fuse largement du côté droit de la tête; on y pratique deux incisions et l'on passe des drains. Suppuration toujours abondante et fétide. Grande opression; 126 pulsations.

Le 15. Le pus ne semble avoir progressé dans aucune direction depuis hier. On retire des lambeaux de tissus sphacélés, et, dans une assez grande étendue, le stylet rencontre les os du crâne à nu. Même état général.

Le 16. Le pus a repris sa marche envahissante. C'est en arrière que l'on trouve un nouveau décollement. Deux nouvelles incisions sont pratiquées.

Le 19. Souffrances très-grandes; le malade se plaint beaucoup de la tête. Il y a toujours une grande infiltration de pus dans la région frontale, où l'on pratique encore deux incisions dans lesquelles on passe des drains. 112 pulsations. Le délire a cessé ; inappétence absolue.

Le 20. Etat général plus satisfaisant. Le malade est un peu moins faible, 118 pulsations; langue blanche, mais humide. La rougeur érysipélateuse du front et le gonflement des paupières ont beaucoup diminué ; les yeux peuvent s'ouvrir. Il s'écoule par les diverses ouvertures une grande quantité de pus. On retire encore des lambeaux de tissus sphacélés. Les os du crâne sont à nu dans presque toute leur étendue. Le pus fuse derrière l'oreille gauche ; incision et passage d'un drain au niveau du lobule de cette oreille; autre incision à la partie antérieure et latérale du front, à gauche.

Le 21. 116 pulsations; plus de calme, un peu d'appétit. Nouvelle incision à la partie supérieure et latérale du front. Décollement complet; les yeux sont complétement ouverts et la face meilleure.

Le 22. L'affaiblissement du malade est moindre, 116 pulsations. Au sommet de la tête, la pression donne une sensation de crépitation due à la présence de gaz. Une incision est pratiquée et permet de retirer une quantité fort grande de tissus sphacélés assez adhérents. Pus très-abondant.

Le 23. Etat général meilleur. 112 pulsations.

Le 24. Le malade a un léger frisson ce matin ; la peau est chaude, 120 pulsations; langue un peu sèche; suppuration toujours abondante; extraction d'un paquet de tissus sphacélés.

Le 25. Il n'y a pas eu de nouveau frisson ; pouls à 116 pulsations. Le malade est moins abattu que les jours précédents.

Le 26. Le malade a eu un frisson cette nuit. Légère hémorrhagie à la partie supérieure du front ; écoulement de pus très-abondant, 120 pulsations.

Le 27. Grand affaiblissement; prostration extrême, 128 pulsations.

Mort à onze heures du soir.

Autopsie. La peau qui recouvre le crâne ne tient en aucune façon à la boîte osseuse; le peu de tissu cellulaire et de périoste qui reste est sphacélé; les muscles occipital et temporaux ne présentent plus qu'une bouillie noirâtre; les vaisseaux de la calotte osseuse sont plus injectés que d'habitude; les méninges présentent une congestion assez grande; la substance blanche présente à la coupe un piqueté bien manifeste; dans le foie, on trouve de nombreux abcès métastatiques; on en trouve également dans les poumons, mais ils y sont bien moins nombreux et d'un volume beaucoup moins considérable.

Dans quelques cas la mort peut survenir rapidement après une trompeuse espérance d'amélioration. Peut-être faudrait-il voir là une preuve des caractères spécifiques et infectieux particuliers qu'on a attribués au phlegmon diffus en général? (Velpeau.) La mort serait alors le résultat d'une dépression profonde des forces, d'une stupeur de tout l'organisme causée par une sorte d'empoisonnement. Nous ne voulons que mentionner cette idée en la faisant suivre d'une observation dans laquelle le malade est mort subitement après un seul frisson, et n'a pas présenté à l'autopsie les lésions de l'infection purulente.

OBSERVATION VIII.

Hôpital Saint-Antoine; service de M. le professeur Broca.

Mélotte (Louis), 66 ans, homme d'équipe, entre, le 25 janvier 1867, dans la salle Saint-Christophe, n° 18. Il a fait une chute sur la tête deux mois auparavant.

Le 25. Gonflement considérable; décollement des ligaments, surtout du côté gauche; deux ouvertures spontanées se sont produites à la partie postérieure; le stylet rencontre les os dénudés.

Le 26. On pratique deux ouvertures à la partie antérieure et l'on passe des tubes à drainage; ablation de vastes lambeaux de tissu cellulaire et d'aponévrose.

Le 27. Nouvelle ouverture avec le bistouri au niveau du pariétal gauche.

Le 29. Le pus fuse vers l'oreille gauche. On fait en ce point une nouvelle ouverture qu'un tube à drainage réunit à la précédente. Issue de nouveaux et vastes lambeaux aponevrotiques.

Le 30. Ouverture au niveau de la joue gauche, le pus ayant fusé de ce côté ; écoulement de pus très-abondant.

3 février. Amélioration. Les drains sont enlevés et de simples fils laissés dans les trajets. Le malade demande des aliments.

Le 9. Un nouveau décollement à la partie antérieure nécessite une ouverture au niveau du frontal dénudé.

Le 10. Frisson le matin, subdélirium dans l'après-midi. Mort subite à neuf heures du soir.

Autopsie. Le cœur est normal.

Au crâne, on trouve le périoste détruit dans une grande étendue ; les os offrent une nécrose superficielle ; diploé très-vasculaire ; décollement de la dure-mère très-vascularisée aussi dans les points correspondant à l'enlèvement du péricrâne ; réseaux fins, très-apparents, au niveau du sinus droit supérieur. Ni pus, ni caillots dans les sinus.

Consistance moindre de la protubérance.

Congestion générale de la pie-mère, de la partie interne des ventricules latéraux.

Substance grise du cerveau plus foncée qu'à l'état normal.

Congestion générale de la pulpe cérébrale.

Dupuytren a signalé un grave accident qui peut venir compliquer le phlegmon diffus, et hâter la terminaison fatale. C'est l'hémorrhagie qui provient sans doute dans ces cas de l'ulcération des parois de l'une des grosses branches artérielles qui rampent dans la couche sous-cutanée. Nous rapportons ici l'observation de Dupuytren qui n'avait vu qu'une seule fois cette dangereuse complication.

« Une vieille femme fut amenée à l'Hôtel-Dieu, dans le cours du mois de février 1830, pour une plaie qu'elle portait à la tête et qui était le résultat d'une chute sur cette partie du corps. Une inflammation violente s'empara du tissu cellulaire sous-jacent à l'aponévrose épicrânienne, et se termina par une suppuration abondante qui amena le décollement des parties molles dans une grande étendue. Après avoir assez bien supporté pendant quelques jours les suites de cette violente inflammation, la malade éprouva spontanément une hémorrhagie très-considérable provenant de la face interne du cuir chevelu. Cette hémorrhagie fut très-difficile à arrêter : le sang qui s'écoulait était artériel ; deux appareils simples que l'on réappliqua successivement furent traversés en peu de temps. L'hémorrhagie fut enfin arrêtée à l'aide d'un bandage contentif un peu serré. Mais, épuisée par la suppuration qui durait déjà depuis longtemps et par la perte de sang qu'elle venait d'éprouver, la malade ne tarda pas à succomber » (1).

Durée. Elle est très-variable. Dans les cas de guérison la maladie a toujours une durée fort longue. La vaste plaie qui résulte du décollement du cuir chevelu, avec ou sans dénudation osseuse, suppure longtemps et ne se cicatrise que lentement. Dans le cas de mort la durée peut être courte, surtout dans le cas de complications cérébrales.

VII. — Diagnostic.

Nous croyons devoir éliminer d'abord toutes les tumeurs du crâne à marche chronique, dans lesquelles la lenteur du développement, et l'absence de phénomènes généraux sont des signes suffisants pour faire éviter toute erreur.

Nous ne nous occuperons que du diagnostic d'avec les affections à marche aiguë, développées ra-

(1) Dupuytren, Leçons orales, t. VI, p. 128.

pidement, et qui sont les collections purulentes superficielles, les tumeurs sanguines (céphalæmatomes), l'érysipèle et les collections sous-périostiques.

Le diagnostic d'avec une collection purulente superficielle sera presque toujours facile. On trouve alors une tumeur circonscrite faisant sous la peau une saillie arrondie plus ou moins volumineuse, avec un empâtement généralement limité bien différent de la tuméfaction étendue répartie sur une large surface, et de la rénitence si prononcée que l'on observe dans le phlegmon diffus. Les phénomènes généraux présentent aussi une intensité beaucoup moins considérable, et la fluctuation se perçoit bien plus facilement, l'abcès n'étant pas bridé par un plan aponévrotique résistant. Enfin, plus tard les caractères du pus qui est franchement phlegmoneux, ne permettront pas l'erreur. Jamais, en effet, on n'observe dans le phegmon circonscrit superficiel ces lambeaux sphacélés de tissu cellulaire et d'aponévrose qui donnent au phlegmon diffus sa physionomie spéciale

La tumeur sanguine, ou céphalæmatome, peut présenter quelques difficultés au point de vue du diagnostic. Ici le développement de la tumeur est souvent très-rapide, l'empâtement très-considérable, bien que rarement les tissus présentent une rénitence aussi marquée que dans le phlegmon diffus. De plus, le céphalæmatome suppuré est extrêmement rare; on n'observera donc que rarement des phénomènes inflammatoires ; la fluctuation se perçoit dans cette espèce de tumeur, mais elle est appréciable beaucoup plus tôt que dans le phlegmon diffus, et à la périphérie de la tumeur, la palpation permet de reconnaître une sorte de bourrelet induré, de consistance osseuse, tout à fait spéciale à cette affection, et qui a pu faire croire, dans certains cas, à une fracture avec enfoncement des os du crâne.

Au sujet de l'érysipèle, nous nous trouvons en présence de nombreuses difficultés que nous ne nous flattons pas de résoudre. Et cependant la question offre ici un intérêt capital, puisque le traitement doit être bien différent dans les deux cas, et qu'il importe avant tout d'agir énergiquement dans le cas de phlegmon diffus.

Posons d'abord avec M. Chassaignac (1) le principe suivant :

« La rougeur avec empâtement et douleur vive qui indiquent en général assez sûrement la présence d'une suppuration phlegmoneuse dans presque toutes les autres parties du corps, conduiraient à un diagnostic erroné pour le cuir chevelu, les paupières et le scrotum. »

En effet, la rougeur peut être masquée dans l'érysipèle du cuir chevelu ; nous croyons cependant qu'elle existe dans la majorité des cas ; si donc elle manque, nous serons en droit de songer plutôt à un phlegmon diffus qu'à un érysipèle, en supposant

(1) Loc. cit.

que toute autre affection ait pu être écartée à l'avance.

Les caractères de l'empâtement sont les mêmes dans les deux cas d'après toutes les descriptions; il est considérable dans les deux affections et garde également l'empreinte du doigt. Cependant le gonflement œdémateux de certaines parties voisines, les paupières et le pavillon de l'oreille par exemple, est moins habituel dans le phlegmon diffus que dans l'érysipèle, et de plus, dans cette dernière maladie, la tension est un peu moins considérable que dans le phlegmon diffus.

Suivant les auteurs, la douleur du phlegmon est accompagnée d'une sensation de pulsation et d'élancement douloureux; celle de l'érysipèle est pongitive et s'accompagne d'une chaleur brûlante. Il faut avouer que la distinction est trop peu appréciable par le chirurgien pour avoir une valeur réelle.

Nous ne comptons pas beaucoup sur l'état gastrique, la fièvre, le délire comme caractères différentiels; ils offrent dans les deux cas les plus grandes ressemblances.

Quant à l'engorgement ganglionnaire, il aura une valeur pour faire reconnaître l'érysipèle, sans aucun doute; mais il n'en aura aucune pour faire rejeter l'existence simultanée du phlegmon diffus; il faut dire pourtant que, si ce signe fait défaut, on devra songer à un phlegmon diffus et non à un érysipèle.

Nous arrivons enfin au seul signe certain, celui sans lequel on ne pourra que soupçonner l'existence du phlegmon diffus, nous voulons parler de la fluctuation profonde, qui manquera toujours dans l'érysipèle simple. Mais par cela même qu'elle est profonde, on ne la percevra qu'avec difficulté. Elle devra être recherchée avec le plus grand soin en déprimant assez fortement les tissus avec l'index et le médius de chaque main. Jusqu'au moment où la fluctuation sera reconnue d'une manière positive, on devra rester dans le doute, que l'incision viendra définitivement lever.

Nous résumons ce diagnostic dans les deux propositions suivantes :

1° Quand, en l'absence de rougeur, d'engorgement ganglionnaire et d'œdème des paupières, on observe un gonflement œdémateux du cuir chevelu, étendu à une large surface, avec grande rénitence et les autres symptômes communs aux deux affections, il y a de grandes probabilités pour que le malade soit atteint d'un phlegmon diffus du cuir chevelu.

2° Quand il existe un érysipèle du cuir chevelu, la fluctuation seule permet d'affirmer avec certitude la coexistence d'un phlegmon diffus.

Le diagnostic d'avec la périostite aiguë est très-difficile, d'autant plus que les deux affections se compliquent fréquemment. On peut dire que l'empâtement déterminé par le phlegmon diffus ne fait pas corps avec l'os au début ; que le gonflement est plus généralisé, plus étendu, gagne avec une grande rapidité et dans tous les sens, tandis que le gonflement de la périostite est localisé d'abord en un point. La douleur est plus sourde sans prédominance marquée en aucun point (Louvet)(1).

Quant aux symptômes généraux, ils sont tellement semblables qu'on ne peut les faire servir au diagnostic différentiel. L'étude de la cause aurait plus d'importance, car bien plus souvent que la périostite le phlegmon diffus est déterminé par un traumatisme.

VIII. — PRONOSTIC.

Ce que nous avons déjà dit dans le cours de la description nous dispensera d'insister longuement sur ce chapitre.

Le phlegmon diffus du cuir chevelu est une maladie fort grave ; tous les auteurs sont d'accord sur ce point. Dupuytren, Velpeau disent formellement que la maladie est presque fatalement mortelle, surtout lorsque les os du crâne ont été dénudés. Sans doute il serait téméraire à nous, avec le petit nombre d'observations que nous avons pu réunir, de nous élever contre de si grandes autorités. Nous croyons pourtant pouvoir dire que cette opinion est un peu exagérée. Nous voyons, en effet, que tous les sujets chez lesquels la dénudation osseuse n'existait pas ont guéri, même alors que le décol-

(1) Louvet. De la périostite phlegmoneuse diffuse, 1866.

ement du cuir chevelu était complet ; et parmi ces observations, nous trouvons que la femme qui fait le sujet de l'observation de M. Richet était âgée de 64 ans, condition défavorable, comme nous le verrons plus bas.

Quant aux cas que nous avons réunis de phlegmon diffus avec destruction du péricrâne, ils sont, à la vérité, de beaucoup plus graves, et les cas de mort sont bien plus nombreux. Nous n'avons observé nous-même aucune guérison de ce genre, mais nous avons entendu M. le professeur Broca parler de faits dans lesquels il avait vu les malades se rétablir à la suite de cet accident. Du reste, les observations 1 et 5, que nous avons citées d'après M. Chassaignac, en sont des exemples. Il est vrai que dans ces cas la dénudation était peu étendue ; mais chez le malade de Velpeau, qui a guéri sans le moindre accident, nous voyons que le crâne tout entier avait été dénudé. Faut-il attribuer les cas de guérison au mode de traitement qui depuis Dupuytren a subi, suivant nous, des modifications avantageuses ? Nous le pensons, et nous avons cru devoir signaler le fait.

Quant à la gravité relative du phlegmon diffus spontané ou traumatique, nous ne pouvons l'établir avec un aussi petit nombre de faits. Nous pensons que le phlegmon spontané est plus grave par lui-même, et le phlegmon traumatique par ses complications. Quoi qu'il en soit, la dénudation osseuse est toujours fâcheuse, et, dans les cas où il y a une complication cérébrale ou une infection purulente, la mort est la terminaison constante.

L'érysipèle qui se montre en même temps que le phlegmon diffus influence-t-il ce dernier d'une manière fâcheuse? Nous le croyons, sans toutefois avoir de faits qui nous permettent de l'affirmer.

L'âge a assurément une grande influence sur la gravité du phlegmon diffus du cuir chevelu. M. Marjolin a observé que toutes les maladies traumatiques de la tête guérissaient facilement chez les enfants. Au contraire, chez les vieillards la gravité sera plus grande. Ils supportent difficilement les suppurations abondantes, et de plus ils sont exposés, bien plus que les adultes et les enfants, à l'infection purulente.

Toutes choses égales d'ailleurs, plus l'individu affecté sera fort et vigoureux, plus il aura de chances de guérison.

M. Chassaignac a signalé la gravité plus grande du phlegmon diffus du cuir chevelu chez les alcooliques.

IX. — Traitement.

Nous aurons à étudier ici, d'abord quels sont les moyens de prévenir le phlegmon diffus ou de l'empêcher de suppurer quand il s'est produit, et, en second lieu, à indiquer les divers procédés employés pour donner issue au pus.

Nous n'avons pas ici l'intention de faire l'histoire complète du traitement des plaies de tête. Seulement, nous devons rappeler que les plaies doivent être nettoyées avec soin, et débarrassées des corps étrangers qu'elles peuvent contenir. Si la plaie est à lambeaux, on doit réunir, même quand le péricrâne est enlevé. Seulement, il faudra surveiller avec soin l'état du malade, et être tout prêt, si des phénomènes inflammatoires se produisent, à enlever des points de suture. De plus, quand le lambeau est adhérent par sa partie inférieure, J.-L. Petit a donné le précepte suivant : Faire une contre-ouverture à la base du lambeau, dès le début, pour prévenir l'accumulation des liquides au fond de la plaie.

Au point de vue de la réunion, nous pensons que dans bien peu de cas on sera autorisé à la faire immédiate. On devra se contenter, le plus souvent, de rapprocher les parties, et on emploiera pour cela, avec avantage, de petites bandelettes trempées dans le collodion.

On devra même faire ce rapprochement des parties dans les plaies à lambeaux avec décollement du péricrâne, et ne jamais interposer une masse de charpie sèche entre le crâne et le lambeau, comme on le faisait jadis. Il est très-probable que ce mode de pansement vicieux causait de nombreux accidents. Aujourd'hui, au contraire, on ne compte plus les cas où la guérison a eu lieu sans accident, alors même que les os du crâne étaient à nu dans une grande étendue. Il faut, du reste, distinguer avec Pott les cas où le décollement est traumatique de ceux où il fait suite à une suppuration sus ou sous-périostique.

Comme l'érysipèle de la face et du cuir chevelu se complique de phlegmon diffus, on comprend toute l'importance qu'il y a à éviter la propagation de l'érysipèle à la tête quand il siége sur un autre point du corps. Or, nous croyons qu'un excellent moyen pour prévenir ce *passage* est l'application du collodion en cravate autour du cou du malade. Nous avons pu observer, dans le service de M. le professeur Broca, de nombreux succès dus à cette méthode.

Jusqu'ici nous n'avons fait, pour ainsi dire, que le traitement prophylactique du phlegmon diffus, qui malheureusement ne réussit pas toujours.

Maintenant le phlegmon existe, on n'a pu empêcher son développement; peut-on éviter qu'il arrive à la suppuration? La chose est possible, mais nous croyons que le nombre des cas où la résolution s'est produite est très-restreint. Examinons successivement les divers moyens qui ont été employés pour obtenir ce résultat.

On trouve peu de renseignements dans les auteurs sur les émissions sanguines, soit générales, soit locales, employées au début. Nous croyons qu'elles peuvent rendre quelques services en tenant compte de l'état général des forces.

On a employé, dans un grand nombre de cas, le tartre stibié, qui s'adressait surtout à l'érysipèle. Ce moyen est avantageux pour combattre les phénomènes gastriques qui se produisent au début. On le prescrira en lavage, à la dose de 5 centigrammes pour 1 litre de tisane ou de bouillon de veau.

Parmi les moyens locaux employés, nous citerons la compression, préconisée par Velpeau, les vésicatoires volants et les cautérisations au fer rouge.

La compression ne nous semble pas devoir être employée avec avantage. Cependant il semblerait qu'on pût l'y établir facilement en raison de la présence d'un plan osseux résistant au-dessous des parties molles. Mais la grande difficulté est de la faire supporter par les malades ; elle leur cause des douleurs intolérables, et l'on est bientôt forcé d'y renoncer, avant de rien pouvoir conclure quant à ses effets.

Les vésicatoires volants ont été employés depuis longtemps. Duncan en parle déjà dans son mémoire sur le phlegmon diffus. Dupuytren ne les a pas toujours trouvés avantageux. Velpeau les employait souvent. Nous pensons qu'on les appliquera avec plus de succès dans les cas de phlegmon circonscrit superficiel ou dans les engorgements ganglionnaires inflammatoires que dans le phlegmon diffus.

Les cautérisations au fer rouge ont été vantées par Larrey, qui appliquait les raies de feu avec le cautère cultellaire, et par Baudens, qui employait les pointes de feu. Nous n'avons pas vu employer ce moyen, et nous ne pouvons, en conséquence, nous prononcer sur son efficacité.

En résumé, les moyens que nous possedons pour amener la résolution du phlegmon diffus du cuir chevelu ne présentent pas de garanties de succès suffisantes. Aussi nous n'y insisterons pas.

Il nous faut parler maintenant du traitement à faire pendant la suppuration. Disons avant tout que la première condition à remplir c'est d'évacuer le pus partout où il est appréciable. Nous pensons que c'est le seul moyen d'éviter la propagation du phlegmon diffus à une grande étendue.

Les incisions ont été employées depuis longtemps. Qu'elles soient étendues ou petites, qu'elles soient faites avec le bistouri, ou qu'on les remplace par des ponctions avec le trocart, c'est toujours en vertu du même principe qu'on les pratique. Elles constituent le seul et unique moyen d'éviter la stagnation du pus, quelquefois une ou deux incisions suffisent; mais le plus souvent on est obligé d'en faire davantage. Partout où le pus se fait jour, il faut pratiquer une incision autant que possible vers les parties déclives. Leur étendue doit être variable suivant l'étendue du foyer. Dupuytren, Velpeau conseillent de les faire grandes. M. Chassaignac reproche aux grandes incisions d'exposer aux hémorrhagies. Il est vrai qu'on peut blesser une artère, et nous avons vu plusieurs cas où l'on fut obligé de poser des ligatures. Nous croyons cependant qu'avec de l'attention, cet accident se produit beaucoup moins fréquemment qu'on ne l'a dit. M. Chassaignac remplace le bistouri par un trocart qu'il introduit jusqu'aux limites du décollement, et avec lequel il traverse les tissus des parties profondes à la superficie. Un tube de caoutchouc est ensuite attiré à travers l'ouverture de sortie jusqu'à l'ouverture d'entrée et maintenu au milieu du foyer purulent. Ce tube est percé de distance en distance d'orifices destinés à faciliter l'écoulement du pus. Il faut pour cela que les ouvertures soient assez grandes, sans quoi le drain maintiendrait au contraire le pus dans le foyer.

On est généralement obligé de les agrandir. Nous croyons ce moyen excellent, mais nous pensons qu'au lieu d'employer le trocart pour pratiquer les ouvertures, il vaut mieux se servir du bistouri, et faire une incision plus grande qu'on ne l'obtient avec le trocart de M. Chassaignac. C'est ainsi que nous avons toujours vu agir M. Broca, qui introduit ensuite le tube à drainage au moyen du stylet aiguillé. De grands cataplasmes sont maintenus sur la partie malade. Il est bon de faire passer à travers les drains des courants d'eau tiède légèrement alcoolisée, et de maintenir la tête dans le plus grand état de propreté possible.

Chaque matin, ou mieux encore deux fois par jour, on s'assurera que les tubes fonctionnent bien, et que le pus n'est pas confiné dans la plaie. De légères pressions sur les points décollés favoriseront son issue, et feront apparaître des lambeaux sphacélés que l'on extraira par de légères tractions avec une pince à pansements.

Dans le cas où le décollement offre une étendue limitée au pourtour d'une plaie, on se trouvera bien de placer deux tubes croisés en X et atteignant les limites du décollement.

Plus tard, quand la suppuration diminuera et que la cicatrisation commencera à se faire, on enlèvera les tubes qui seront remplacés par de simples fils.

Nous ne pensons pas que l'emploi des tubes soit contre-indiqué, alors même qu'il y a dénudation osseuse. Dans ces cas, M. Chassaignac s'est bien trouvé du drainage par adossement (observation 1).

En même temps, il faut veiller soigneusement à l'état général, alimenter le malade pour soutenir ses forces, et le mettre en état de résister à l'abondance de la suppuration. Le vin, l'alcool seront indiqués dans quelques circonstances.

On devra aussi éviter la constipation et se défier des complications cérébrales. Dans le cas où l'état des forces et du pouls le permettrait, les émissions sanguines, générales ou locales, pourraient rendre service.

Dupuytren, cité par Sabatier, a, chez 5 ou 6 malades à l'Hôtel-Dieu, appliqué avec succès le trépan dans des cas où s'étaient manifestés des phénomènes de compression. Mais comme il est impossible de diagnostiquer d'une façon sûre si l'épanchement est circonscrit ou étendu en nappe purulente, comme on ne peut pas davantage préciser son siége exact, nous pensons que l'on doit s'abstenir de répéter ces audacieuses tentatives, et nous n'hésitons pas, nous appuyant sur l'autorité de Desault, à proscrire l'application du trépan dans des cas semblables.

www.ingramcontent.com/pod-product-compliance
Ingram Content Group UK Ltd.
Pitfield, Milton Keynes, MK11 3LW, UK
UKHW020331220726
13923UKWH00003B/1491

9 782019 268060